Brice-Cabrel TAMDJUM KAMGA

PRÉ-ECLAMPSIA EM MULHERES GRÁVIDAS

Brice-Cabrel TAMDJUM KAMGA

PRÉ-ECLAMPSIA EM MULHERES GRÁVIDAS

Frequência e factores: casos de mulheres atendidas no Hospital Protestante MBOUO

Imprint
Any brand names and product names mentioned in this book are subject to trademark, brand or patent protection and are trademarks or registered trademarks of their respective holders. The use of brand names, product names, common names, trade names, product descriptions etc. even without a particular marking in this work is in no way to be construed to mean that such names may be regarded as unrestricted in respect of trademark and brand protection legislation and could thus be used by anyone.

Cover image: www.ingimage.com

This book is a translation from the original published under ISBN 978-620-6-71228-2.

Publisher:
Sciencia Scripts
is a trademark of
Dodo Books Indian Ocean Ltd. and OmniScriptum S.R.L publishing group

120 High Road, East Finchley, London, N2 9ED, United Kingdom
Str. Armeneasca 28/1, office 1, Chisinau MD-2012, Republic of Moldova, Europe
Printed at: see last page
ISBN: 978-620-7-61997-9

ÍNDICE

DEDICACES

Dedico este trabalho aos meus pais: o meu falecido pai Kamga Gougo Jean e a minha mãe Kapoko Kamga Julienne.

OBRIGADO

Antes de desenvolvermos o nosso tema, começamos por dar graças ao nosso Senhor JESUS CRISTO, que nos apoiou e abençoou ao longo de todo o nosso percurso.

Obrigada a todas as pessoas que me apoiaram e acompanharam ao longo deste trabalho e também durante os meus anos de estudo, nomeadamente :

O meu orientador: Sr. Sayouba Jean Pierre; Dando-me a honra de julgar este trabalho, aqui fica a expressão dos meus sinceros agradecimentos e do meu profundo respeito. Obrigado por partilhar comigo os seus conhecimentos e a sua experiência.

O meu supervisor, Sr. Komguem Gustave: Gostaria de lhe agradecer por me ter orientado ao longo deste projeto. Gostaria de expressar a minha profunda gratidão pela sua ajuda, a sua paciência, o seu rigor e a sua disponibilidade. O seu ensino apaixonado e o seu empenho foram um exemplo para mim. Aceite, por favor, o meu mais profundo respeito e gratidão.

Ao Diretor do complexo de formação do pessoal de saúde privado de Mbouo Sr. NGWOUANOU Daniel Martin pelos seus conselhos e apoio incondicional.

Os meus professores: Dr. Kuate Kamga Edith, Sr. Kemgne Emmanuel, Dr. Simo Josué, Sr. Ngwos Alain, Sr. Mba Fosso, Dr. Minyaka e todos os outros.

O meu tio Foko Hermann Gilbert e a sua mulher Foko Carmen por todos os sacrifícios e conselhos que me deram.

Os meus irmãos Kengne Kamga Karen, Kamga Emanuel rossignol, Wouafo Choupé Arnauld, Fono Roméo, e as minhas irmãs Djepa Wouafo Rosine, Bakam Kamga Augustine que me apoiaram e sempre acreditaram em mim.

Todo o pessoal de laboratório do Hospital Protestante de Mbouo, incluindo o Sr. Tamdem Samuel e a Sra. Medomgue Nadine, para citar apenas alguns.

Não podemos terminar este prefácio sem agradecer a todos os nossos colegas estudantes que, através do seu encorajamento e conselhos, nos apoiaram muito ao longo da nossa vida académica: Djeukam Emilie, Djouka Sob Charly, Youbi Tchatchoua Yannick, Mougnol William Rodrigue, Tedongmo Tiobou Gaël e todos os meus outros colegas.

Finalmente, gostaríamos de agradecer aos médicos, enfermeiros e pessoal do Hospital Protestante de Mbouo pela sua orientação e ajuda na recolha dos dados para este estudo.

RESUMO

A pré-eclâmpsia é uma patologia materna específica da gravidez, secundária a uma disfunção placentária que ocorre a partir do segundo trimestre de gravidez e específica da gestação humana. As causas desta disfunção placentária são muito variáveis, o que torna a abordagem experimental desta patologia extremamente complexa. A disfunção placentária é responsável pela libertação na circulação materna de substâncias responsáveis pela disfunção endotelial, caracterizada pela ativação das células endoteliais e pelo aumento da permeabilidade vascular. Parece tratar-se de uma doença em duas fases, com uma fase inicial de síndroma placentária seguida de síndroma materna. A síndrome materna na pré-eclampsia corresponde a um estado de disfunção endotelial generalizada secundária a um excesso de factores circulantes tóxicos para o endotélio que são libertados pela placenta patológica. A compreensão dos mecanismos que conduzem à isquémia placentária na pré-eclâmpsia deverá esclarecer a patogénese da pré-eclâmpsia. Com o objetivo de contribuir para a prevenção da pré-eclâmpsia, propusemo-nos realizar um estudo analítico transversal retrospetivo de 86 mulheres grávidas. O objetivo era avaliar os factores que contribuem para a pré-eclampsia, determinar as características sociodemográficas da nossa população de estudo e determinar a frequência de pessoas em risco de pré-eclampsia. O nosso inquérito permitiu-nos identificar os factores de risco e registar a PA, a proteinúria e os níveis de ácido úrico destas grávidas. Os resultados obtidos foram depois armazenados e analisados utilizando os programas EXCEL e SPSS. A idade mínima foi de 17 anos e a máxima de 43 anos. A média de idades foi de 28,28 anos, com um desvio padrão de 5,48. O grupo etário mais representado foi o dos 22-26 anos. 61% dos inquiridos eram donas de casa e os restantes eram mulheres. 59% dos nossos inquiridos nunca tinham ouvido falar de pré-eclâmpsia, 51% eram casados e 72% dos nossos inquiridos provinham de zonas rurais. Os factores de risco foram identificados em 48,5% da nossa população de estudo e a associação de hiperuricemia, proteinúria e hipertensão foi observada em 6,75% dos nossos inquiridos. À luz destes resultados, podemos constatar que a educação, a informação e a comunicação ao nível dos CPN estão a ser negligenciadas. Por conseguinte, é necessário fazer soar o alarme, nomeadamente através da intensificação das sessões de IEC nas nossas instalações, a fim de prevenir esta patologia.

INTRODUÇÃO

A pré-eclâmpsia, também conhecida como toxemia gravídica, é uma complicação renal que ocorre durante a gravidez. É uma doença caracterizada por uma combinação de tensão arterial elevada (hipertensão), proteinúria, aumento de peso e edema.

É mais frequente nas gravidezes gemelares e nas primeiras gravidezes. É uma doença bastante frequente, uma vez que, segundo o **INSERM**, afecta cerca de 5% das mulheres grávidas: 40.000 mulheres são, portanto, afectadas por ela todos os anos. Tem também a infeliz consequência de ser a causa de quase um terço dos nascimentos muito prematuros em França. A principal causa, que foi identificada nos últimos anos, é um mau funcionamento da vascularização da placenta.

Define-se como hipertensão arterial e hipersecreção de proteínas na urina. Afecta 3% das mulheres grávidas e pode provocar complicações renais, hepáticas e cerebrais na mãe, bem como atrasos de crescimento ou prematuridade no bebé. Se não for tratada e gerida corretamente, esta doença pode causar inúmeras complicações que podem levar à morte da mãe e/ou da criança. (Agnès Ditisheim, 2014)

A pré-eclâmpsia é uma condição preocupante devido à sua elevada prevalência (10-15% das mulheres grávidas). Segundo **Nores** et **al**, a hipertensão arterial (HA) durante a gravidez é um problema atual cuja importância epidemiológica está a aumentar, ao ponto de, segundo **a OMS,** 8,10% destes distúrbios da pressão arterial durante a gravidez constituírem um importante problema de saúde mundial. Na África negra, a prevalência da pré-eclâmpsia é de cerca de 25% (o valor varia de 0,93% a 70%), enquanto a morte por eclâmpsia ocorre em 0,1% a 10% dos casos (**Pierrick HORDÉ, 2014**). Nos Camarões, a situação epidemiológica exacta da pré-eclampsia e da eclampsia é ainda mal conhecida.

QUESTÕES

Todos os dias, 1.500 mulheres morrem de complicações relacionadas com a gravidez ou o parto. Em 2005, estima-se que tenham ocorrido 536.000 mortes maternas em todo o mundo. A maioria destas mortes ocorre em países em desenvolvimento e poderia ser evitada. A melhoria da saúde materna é um dos oito Objectivos de Desenvolvimento do Milénio (ODM) adoptados pela comunidade internacional na Cimeira do Milénio das Nações Unidas. O quinto objetivo visa reduzir a taxa de mortalidade materna em três quartos entre 1990 e 2015. No entanto, entre 1990 e 2005, esta taxa diminuiu apenas 5%. Para atingir este objetivo, os progressos terão de ser acelerados. 99% das mortes maternas ocorrem nos países em desenvolvimento. Mais de metade delas ocorrem na África Subsariana e um terço no Sul da Ásia. Nas regiões em desenvolvimento, a taxa de mortalidade materna é de

450 mortes maternas por 100.000 nados-vivos, em comparação com 9 nas regiões desenvolvidas. No total, 14 países têm uma taxa superior a 1.000 e, com exceção do Afeganistão, todos se situam na África Subsariana: Angola, Burundi, Camarões, Chade, República Democrática do Congo, Guiné-Bissau, Libéria, Malawi, Níger, Nigéria, Ruanda, Serra Leoa e Somália **(estimativas da OMS, UNICEF, UNFPA e Banco Mundial, 2007)**.

A pré-eclâmpsia continua a ser um problema de saúde pública devido às suas consequências perinatais, tanto para o feto como para a mãe: na mãe, pode provocar hemorragias intracerebrais, hematomas, etc. No feto, pode também provocar anemia, o que pode levar à morte da mãe. No feto, provoca um atraso no crescimento devido à perturbação das trocas feto-placentárias e RCIU. (Kaiman, 2014) É necessário conhecer os critérios de gravidade para identificar os pacientes de risco muito elevado e encaminhá-los para as estruturas adequadas em função do seu nível de risco e do termo do parto. No ambiente africano, o diagnóstico tardio na fase de complicações obstétricas, as indicações terapêuticas inadequadas e os recursos de reanimação insuficientes explicam a gravidade particular da pré-eclâmpsia, que é uma das principais causas de mortalidade materna e perinatal. (Abalos.E, 2009)

QUESTÃO DE INVESTIGAÇÃO :

Qual é o contributo da hipertensão, da proteinúria e do ácido úrico para o diagnóstico biológico da pré-eclâmpsia em mulheres grávidas?

HIPÓTESE DE INVESTIGAÇÃO

Uma combinação de tensão arterial elevada, proteinúria e hiperuricemia pode levar a um risco de pré-eclâmpsia

OBJECTIVO PRINCIPAL

-Ajuda a prevenir a pré-eclâmpsia em mulheres grávidas

OBJECTIVO ESPECÍFICO

Esta atividade implica :

-avaliar os factores que contribuem para a pré-eclâmpsia
- determinar as características sócio-demográficas da nossa população de estudo

-determinar a frequência de pessoas em risco de pré-eclâmpsia

CAPÍTULO 1

REVISÃO DA LITERATURA

I- definição

A pré-eclâmpsia é uma doença comum durante a gravidez. Combina tensão arterial elevada e proteinúria (presença de proteínas na urina). Frequentemente benigna, esta doença pode, se não for tratada e gerida corretamente, causar numerosas complicações que podem levar à morte da mãe e/ou da criança. Classicamente considerada como uma doença das hipóteses, a pré-eclâmpsia parece ser atualmente a consequência de uma doença endotelial materna associada à presença de uma placenta anormal. A hipertensão induzida pela gravidez, a oligúria, a diminuição da excreção urinária de sódio e a hiperuricemia são acontecimentos tardios no desenvolvimento do processo fisiológico, embora sejam essenciais do ponto de vista clínico. Antes de propor um esquema fisiopatológico integrado, iremos descrever as anomalias e perturbações placentárias que estão na origem da pré-eclâmpsia. (Agnès Ditisheim, 2014)

II- epidemiologia

A taxa de hipertensão de 1,4% encontrada é certamente uma subestimação em relação à prevalência global da pré-eclâmpsia, estimada entre 3 e 5% das gravidezes a nível mundial, com uma incidência muito mais elevada nos países em desenvolvimento. Na Europa e nos Estados Unidos, a prevalência é estimada entre 0,7% e 1,5%, consoante o autor (e pensa-se que está a diminuir nestes países em comparação com as taxas registadas há cerca de vinte anos). Na África negra, a prevalência é geralmente mal avaliada; apenas estão disponíveis estatísticas hospitalares, com taxas que variam entre 2,8% e 6,1% dos partos(. Em França, particularmente na região de Paris, dois estudos prospectivos utilizando os mesmos critérios de definição referem uma frequência entre 1,1 e

1,5% das gravidezes). Na Ásia, as taxas registadas por um estudo colaborativo da Organização Mundial de Saúde variam entre 1,5% e 8,3% das mulheres grávidas. A incidência é normalmente mais elevada em doentes com idade inferior a 18 anos, embora este seja um achado clássico na literatura. Em vez disso, verifica-se uma distribuição com duas saliências, com um pico por volta dos 25 anos e um segundo pico por volta dos 35 anos; esta distribuição já não é observada nos países desenvolvidos. Além disso, a idade jovem é cada vez mais questionada como fator de risco determinante. De facto, corresponde simplesmente à idade habitual no momento da primeira gravidez. O papel atribuído a uma certa intolerância imunitária materna na génese da pré-eclâmpsia sugere que é o hematoma retroplacentário (7,5% das pacientes e 28% das complicações). Estas duas condições desempenham um papel importante na prática obstétrica, com uma incidência de 1.000 por 100.000 nascimentos para a eclâmpsia e 2.970 por 100.000 nascimentos para o hematoma retroplacentário. A título de comparação, nos países desenvolvidos, a eclâmpsia complica uma média de 1 a 5% das pré-eclampsias, ou seja, uma incidência de 25 a 50 por 100 000 nascimentos, enquanto o hematoma retroplacentário complica 3 a 5% das pré-eclampsias. No que respeita à síndrome HELLP, a fraca incidência encontrada na nossa série (0,6%) contrasta com a gravidade dos casos tratados (88%). Está certamente subestimada, uma vez que a literatura estima a sua frequência entre 4 e 12% da pré-eclampsia grave. A análise dos factores de risco para as complicações mostra que estas estão mais frequentemente associadas às primigestas, à gravidade da hipertensão arterial e ao início precoce da pré-eclâmpsia. O prognóstico perinatal da pré-eclâmpsia é também considerado muito mau devido à frequência de morte in utero (5 a 10%) e de hipotrofia fetal (15 a 20%).

Este estudo não foi exceção, com taxas de mortalidade perinatal de 470 por 1000 e de hipotrofia fetal de 15%. O excesso de mortalidade, também verificado em estudos anteriores, está sobretudo ligado à frequência de complicações maternas de carácter altamente fetocida, como a eclâmpsia e o hematoma retroplacentário. A análise dos factores de risco para a mortalidade perinatal mostra que esta está mais frequentemente associada à prematuridade, à hipotrofia fetal e à existência de complicações maternas. Estes factores de risco são encontrados na literatura. No entanto, o nível de pressão arterial diastólica no momento do parto não está significativamente correlacionado com a mortalidade perinatal, em consonância com os achados de outros autores. **(ducarne, 2009).**

III- Fisiopatologia da pré-eclâmpsia

A pré-eclampsia é uma doença do endotélio materno, com origem na placenta. A segunda fase é clínica e corresponde a uma disfunção do endotélio materno ligada a diversas substâncias libertadas pela placenta na circulação materna (radicais livres, lípidos oxidados, citocinas, sVEGFR-1, globulina terminal solúvel). A patologia segue-se a um defeito placentário. O facto de as artérias em espiral da mucosa uterina não descerem suficientemente baixo deixa estas artérias com as suas células musculares (paredes vasculares). Elas conservam a sua capacidade de vasoconstrição, que normalmente perdem quando a placenta é inserida profundamente no útero. Esta má vascularização da placenta pelas artérias em espiral faz com que a placenta sofra principalmente de hipoxia. A placenta reage libertando uma série de substâncias tóxicas para o corpo materno. Estas substâncias são inicialmente libertadas para compensar a falta de vascularização, conduzindo nomeadamente a uma hipertensão arterial e a uma redução da perfusão de outros órgãos. A interação entre a placenta em sofrimento e o corpo materno é diferente para cada mãe e os órgãos que podem falhar variam de pessoa para pessoa. Como resultado desta falta de perfusão da A placenta apresenta-se macroscopicamente hipotrófica. Histologicamente, podem observar-se lesões de enfarte, hipoxia-isquémia vilosa e, por vezes, até ateroma e vilite crónica **(Auger .N, 2015).**

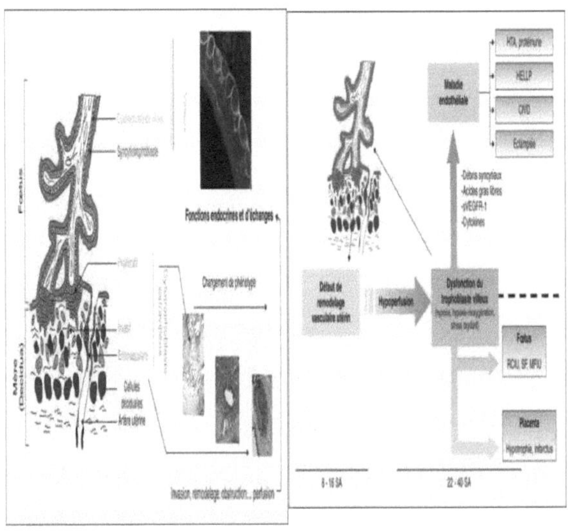

Figura 1: Função endócrina e trocas placentárias

Lembrete fisiológico

Durante a gravidez, o fluxo plasmático renal e a função glomerular aumentam em 30-50%. A pressão arterial sistólica e diastólica diminui geralmente 10 a 15 mmHg em relação aos valores anteriores à gravidez. Este facto deve-se à vasodilatação dos territórios uterino, renal e cutâneo, à libertação de prostaglandinas vasodilatadoras pela unidade feto-placentária e à redução da sensibilidade das arteríolas à angiotensina. Desempenha um papel na redução da tensão arterial durante a gravidez. Por conseguinte, é anormal ter uma tensão arterial diastólica superior a 85 mmHg no terceiro trimestre. No entanto, um aumento da tensão arterial durante a gravidez é uma complicação comum e potencialmente perigosa. Uma tensão arterial superior a 140/90 mmHg é considerada patológica **(BENIRSCHKE K, 2008)**.

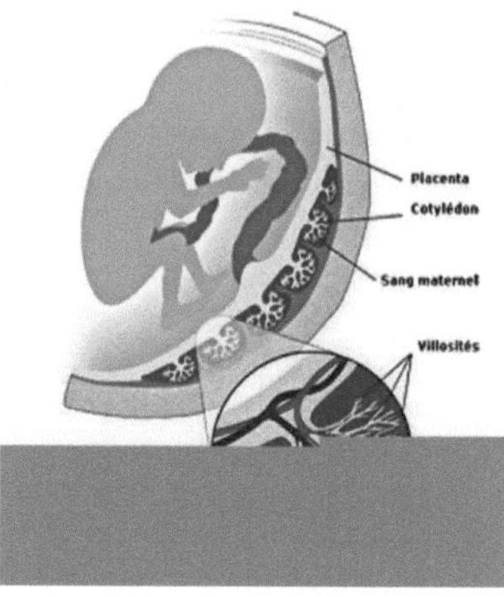

Figura 2 Diagrama da placenta, constituída por vilosidades. DR

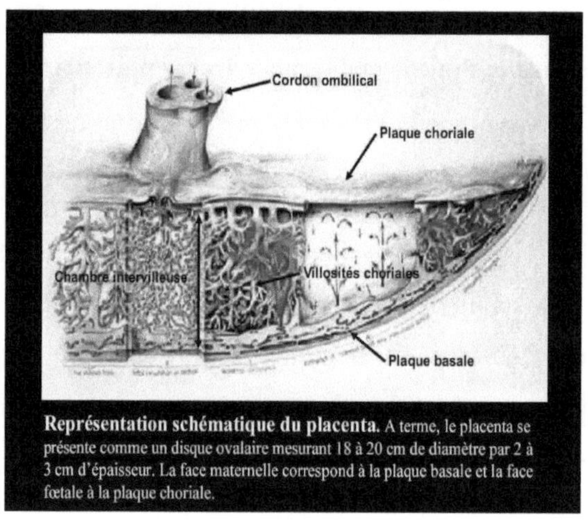

Représentation schématique du placenta. A terme, le placenta se présente comme un disque ovalaire mesurant 18 à 20 cm de diamètre par 2 à 3 cm d'épaisseur. La face maternelle correspond à la plaque basale et la face fœtale à la plaque choriale.

(Y.Fargeaudou, S.Grivaud, 2007)

Figura 3: Corte transversal esquemático da placenta Um parto fixado antecipadamente

O diagnóstico é feito na presença de tensão arterial elevada, de proteínas na urina e de ácido úrico elevado no sangue. Podem ser prescritos vários medicamentos (anti-hipertensores, anticonvulsivantes, corticosteróides, etc.) e o parto é programado por cesariana. **(Kajantie E, 2009)**

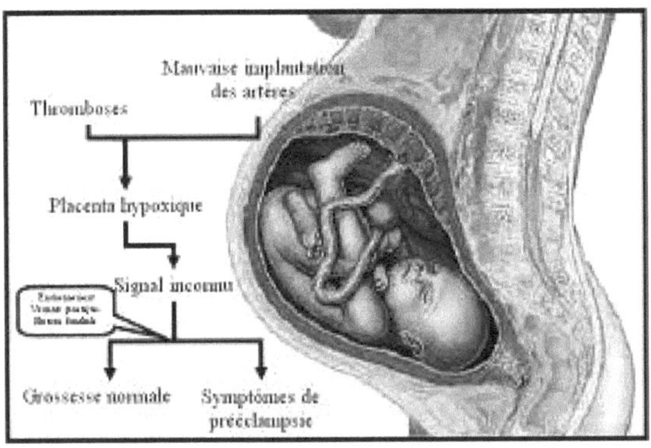

Figura 4: Mecanismo que conduz a um sintoma de pré-eclâmpsia

Controlo escrupuloso

Para detetar a pré-eclâmpsia o mais cedo possível, a tensão arterial da grávida é controlada regularmente e são efectuadas análises à urina. A aspirina pode ser prescrita como medida preventiva, sob controlo médico, a mulheres já afectadas durante uma gravidez anterior.

Uma patologia da gravidez rara mas por vezes grave

A pré-eclampsia é uma doença ligada à gravidez (ou "gravidarche"), da qual representa uma complicação grave. Põe em risco a vida da mãe e do feto. Anteriormente conhecida como "toxemia gravídica", é causada por uma malformação dos vasos sanguíneos da placenta. Esta patologia caracteriza-se pela presença, na mulher grávida: **(Kajantie E, 2009)** Tensão arterial elevada acompanhada de edema (inchaço); perda de proteínas na urina. Um aumento do nível de ácido úrico no sangue. Para além disso, devido a estas anomalias da placenta, o feto não recebe a A pré-eclâmpsia ocorre geralmente durante a segunda metade da gravidez, a partir das 20 semanas de amenorreia (desde o último período menstrual). O seu nome deve-se ao facto de poder provocar uma crise de eclampsia, um fenómeno grave que envolve convulsões (como um ataque epilético). Podem ainda ocorrer outras complicações graves, que obrigam à hospitalização da doente até ao nascimento do bebé. A doença cessa com o parto e a expulsão da placenta. Todos os tratamentos médicos utilizados servem para prolongar a gravidez até um termo compatível com a sobrevivência do feto. Após o nascimento da criança, os sintomas desaparecem em poucos dias. **(Kajantie E, 2009)**

Hipertensão arterial induzida pela gravidez

Caracteriza-se por uma tensão arterial superior a 14/9 e ocorre em mulheres que nunca tiveram hipertensão anteriormente. Tal como a pré-eclâmpsia, é causada por um defeito nos vasos sanguíneos da placenta. No entanto, provoca pouca ou nenhuma perda de proteínas na urina. A sua presença não é, portanto, suficiente para diagnosticar a pré-eclâmpsia. No entanto, as mulheres grávidas com tensão arterial elevada devem ser monitorizadas regularmente para garantir que o seu estado não evolui para pré-eclâmpsia. **(Ness R.B, 2008)**

Patologias mais ou menos frequentes

A hipertensão arterial nas mulheres grávidas é relativamente comum, afectando cerca de 10% das gravidezes. Das mulheres afectadas, cerca de 10% têm hipertensão crónica pré-existente. Nas restantes, o aparecimento da doença está relacionado com o facto de estarem grávidas.

Em todos os casos, esta condição é suscetível de conduzir à pré-eclampsia, que afecta cerca de 3% das gravidezes. A eclampsia é rara (menos de 1% dos casos de pré-eclampsia). **(Khan KS. Wojdyla.D Say L et Al, 2006)** A pré-eclâmpsia e as suas complicações estão entre as principais causas de morte materna e fetal. Se a doença se manifestar de forma grave numa fase precoce (antes das 26 semanas de amenorreia), pode ser recomendada à família a interrupção médica da gravidez.

IV- causas

As causas e os mecanismos da pré-eclâmpsia não são totalmente conhecidos. Sabe-se, no entanto, que esta doença se deve a anomalias na formação dos vasos sanguíneos da placenta, o órgão que permite as trocas entre a mãe e o feto. A placenta torna-se então cada vez mais "tóxica", tanto para a mãe como para o feto, devido a um perigoso aumento da tensão arterial associado a uma elevada concentração de proteínas no sangue. A alimentação é também uma das causas mais frequentes. **(Agnès Ditisheim, 2014)**

-Factores de risco para a pré-eclâmpsia

A doença é mais frequentemente observada em casos de :

Primeira gravidez: pouca exposição ao esperma do pai antes de engravidar, por exemplo, devido a uma mudança recente de parceiro ou à contraceção com preservativo (os especialistas sugerem que pode tratar-se de uma reação imunitária desencadeada pela exposição aos antigénios do pai da criança);

-história de pré-eclâmpsia na doente ou na sua família (mãe, irmã)

doenças pré-existentes (obesidade, hipertensão arterial crónica, doença renal crónica, síndrome do anticorpo antifosfolípido, etc.); gravidez numa mulher com mais de 40 anos

-antecedentes de cesariana, morte in utero ou macrossomia fetal
-Gravidez múltipla.

V Complicações maternas agudas

Para além da eclâmpsia, a pré-eclâmpsia pode dar origem a uma série de patologias na mulher grávida:

Hematoma retroplacentário: Trata-se de um descolamento prematuro da placenta, que provoca um hematoma (bolsa de sangue) entre a placenta e o útero. Este fenómeno doloroso dificulta (ou mesmo interrompe) as trocas de sangue entre a mãe e o feto. A cesariana deve ser efectuada com urgência.

-Síndrome HELLP (Hemólise, enzimas hepáticas elevadas e contagem baixa de plaquetas): Este síndroma combina a destruição dos glóbulos vermelhos, dos glóbulos do fígado e das plaquetas sanguíneas. Neste caso, também deve ser efectuada uma cesariana o mais rapidamente possível.

-Outras complicações maternas: Estas podem incluir coagulação sanguínea em pequenos vasos sanguíneos (coagulação intravascular disseminada), insuficiência renal aguda, rutura do útero ou outras complicações. doença hepática hemorrágica, acidente vascular cerebral, edema agudo do pulmão ou descolamento da retina **(Agnès Ditisheim, 2014).**

VI- diagnóstico clínico e biológico A - sinais clínicos.

A-1 Edema.

Normalmente, o edema ocorre durante a gravidez:

- nos membros inferiores, 3 vezes em 4.

- nos membros superiores, ou generalizada em 20 a 25% dos casos.

O edema patológico é um edema que surge subitamente ou que se agrava subitamente. Estes edemas patológicos modificam a curva do peso (eixo da homeostase do peso). São apenas um sinal da doença.

A-2   Tensão arterial elevada.

As condições de medição da tensão arterial devem ser rigorosamente respeitadas: no braço direito, em posição sentada e após pelo menos 10 minutos de repouso, com uma braçadeira de tamanho adequado. O mínimo é por vezes difícil ou impossível de avaliar por auscultação. A tensão arterial não deve ser medida em posição supina: nesta posição, os fenómenos posturais podem provocar uma compressão da tensão arterial (síndrome de decúbito hipotensivo). Normalmente, a gravidez reduz a tensão arterial em 10 a 20 MmHg. Esta hipotensão relativa aparece precocemente e tende a desaparecer no final da gravidez. Durante a gravidez, a tensão arterial mantém o seu ritmo nicotímico: a tensão arterial é mais baixa à noite. A tensão arterial é anormal quando :

- sistólica é maior ou igual a 140 MmHg,

- e/ou quando a diastólica é maior ou igual a 90 MmHg. Do mesmo modo, um aumento de 30 MmHg na sistólica ou de 15 MmHg na diastólica é considerado anormal (definição atualmente abandonada). Na toxemia, independentemente dos valores da tensão arterial, verifica-se uma inversão do ritmo nicotímico da tensão arterial: esta é frequentemente mais elevada à noite. Além disso, sobretudo nas formas graves, existe instabilidade: esta instabilidade é por vezes de 20 a 40 MmHg para a máxima e de 15 a 30 para a mínima. **(Ness R.B, 2008)**

B - Sinais biológicos.

B-1 Distúrbios da função renal.

As perturbações devem ser interpretadas à luz das alterações fisiológicas induzidas pela gravidez. A gravidez é normalmente acompanhada por um aumento de mais de 50% da filtração glomerular, da reabsorção tubular e do fluxo sanguíneo renal. Assim, normalmente :

- níveis de azoto no sangue inferiores a 0,20 g/l
- a creatinina é inferior a 10 mg/l (91 µmol/l)

- a uricemia é inferior a 40 mg/l no meio da gravidez (235 μmol/l)

Menos de 55 mg/l no termo (324 μmol/l) Na prática, a uricemia é o ensaio biológico mais importante. É suficiente nas formas ligeiras. A hiperuricemia parece estar ligada a perturbações tubulares. Na toxemia, está bem correlacionada com as complicações fetais. É melhor definida tendo em conta as variações em relação aos valores registados no início da gravidez (elevação de 150 μmol/l). Se esses valores não estiverem disponíveis, podem ser escolhidos os seguintes limites: 250 μmol (40 mg/l) antes das 32 semanas de gestação, 360 μmol (55 mg/l) após as 32 semanas de gestação. Os níveis de creatinina são geralmente > 80 μmol/l). (G.beucher, 2010)

B-2 **Proteinúria.**

- Pode ser detectada por análise laboratorial: se houver proteinúria em 1+, deve ser efectuada uma análise de urina de 24 horas. O teste não pode ser interpretado se o pH da urina for alcalino.

- A proteinúria é patológica se for igual ou superior a 0,30 g/24 h. Uma proteinúria discreta, inferior a este valor, pode dever-se a um aumento da filtração glomerular fisiológica ou à contaminação da urina por leucorreia.

- Qualquer proteinúria deve levar à procura de uma infeção do trato urinário. **(Kajantie E, 2009)**

Exame anatomopatológico da placenta

-Uma patologia causada por um defeito na placenta

A pré-eclâmpsia, ligada a uma malformação dos vasos sanguíneos da placenta, é mais frequente sobretudo nas primeiras gravidezes. Pode manifestar-se por edemas, dores de cabeça ou zumbidos nos ouvidos, manchas pretas ou claras que se deslocam, dores fortes logo abaixo das costelas ou mesmo um ataque de eclampsia (convulsões). Está igualmente associada aos seguintes sinais:

-hipertensão

- proteinúria > 10 mg/dl, por vezes nefrótica;

-oedema.

• Temos também o prazer de acolher :

- hiperuricemia (>72mg/l) ;

- um aumento geralmente moderado dos níveis de creatinina. (Kaiman, 2014)

VII- Papel do ácido úrico na pré-eclâmpsia

Estudos recentes sugerem que a hiperuricemia desempenha um papel no desenvolvimento da hipertensão e da síndrome materna. A hiperuricemia na pré-eclâmpsia deve-se principalmente à redução da excreção renal em resultado da diminuição da filtração glomerular. É também provável que haja uma produção excessiva de ácido úrico pela placenta isquémica. A uricemia elevada precede frequentemente o desenvolvimento de hipertensão e proteinúria, e os níveis de uricemia estão correlacionados com um mau prognóstico, sugerindo que o ácido úrico pode ter um papel causal. Trabalhos experimentais em ratos tornados hiperuricémicos pela administração de ácido oxónico (um inibidor da uricase) mostram o aparecimento de hipertensão, hipertrofia glomerular e albuminúria. No entanto, estes animais não apresentam endoteliose, o que sugere que o ácido úrico desempenha provavelmente um papel contributivo, mas não inicial, no desenvolvimento da pré-eclâmpsia. **(schaffer N, 2008)**

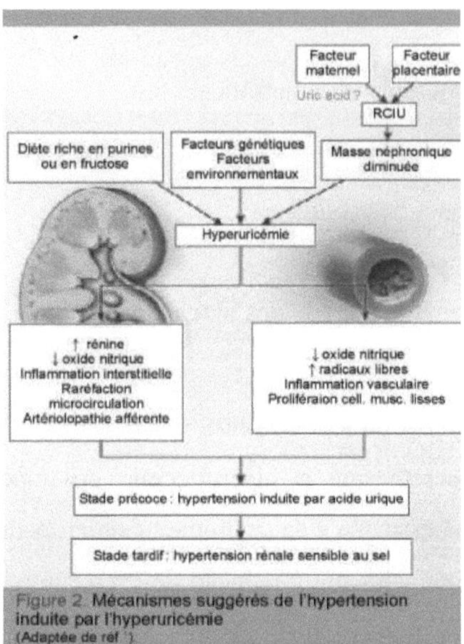

Figura 5: Mecanismo sugerido da hipertensão induzida pela hiperuricemia

VII- consequências da doença 1°) Riscos fetais.

O impacto no feto não está correlacionado com a gravidade da patologia materna.

a- Sofrimento fetal crónico.

Em todas as síndromes vasculares-renais, o feto corre o risco de sofrer de sofrimento fetal crónico e de atraso no crescimento, devido à perturbação das trocas feto-placentárias.

Por isso :

- Uma mulher com doença renal crónica, hipertensão crónica ou antecedentes de toxemia deve ser vigiada de perto. A toxemia adicional é frequentemente grave porque as repercussões fetais são severas. Por definição, é designada por toxemia de adição:

- se se registar um aumento de 30 mm na sistólica ou de 15 mm na diastólica.

- se se desenvolver proteinúria (em casos de hipertensão arterial crónica).

- A deteção da toxemia adicional é facilitada pela monitorização biológica das pacientes de risco: elevação do ácido úrico, perturbações menores da coagulação (elevação do VIII R:AG), aparecimento de hemoconcentração. As alterações biológicas, nomeadamente a elevação do VIII R:AG, podem preceder os sinais clínicos maternos.

- Em caso de suspeita de toxemia, a gravidez deve ser acompanhada de muito perto. A doença pode evoluir rapidamente: no espaço de uma semana, pode passar-se de uma hipertensão gestacional a uma toxemia grave, ou mesmo a uma eclâmpsia. Além disso, no que diz respeito ao feto, o sofrimento fetal crónico pode complicar-se rapidamente com um sofrimento fetal subagudo, depois agudo e com a morte do feto.

- A tensão arterial elevada é apenas um dos sinais da doença. A doença começa antes do aparecimento dos sinais maternos. Existem muitos argumentos que sugerem que a doença pode começar por volta das 16-18 semanas de gestação, altura em que o sistema vascular definitivo destinado à placenta é criado (colonização das artérias espirais destinadas à placenta pelo trofoblasto). Como em todos os casos de sofrimento fetal crónico, existe um risco de prematuridade e de RCIU. **(MAYNARD SE, 2006)**

b - Sofrimento fetal subagudo.

A perturbação das trocas feto-maternas explica o atraso de crescimento intrauterino. Se esta perturbação se agravar, as trocas gasosas podem ficar comprometidas e desenvolver-se uma hipoxia e uma acidose fetais, com um risco possível de lesões cerebrais: isto justifica um acompanhamento muito atento do estado fetal durante a gravidez, pois a acutalização é anunciada por anomalias da FFR ou do comportamento fetal, ou por anomalias do doppler umbilical; extraindo a criança na presença destas anomalias, podemos preservar melhor o seu futuro neurológico.

2°) Riscos maternos.

- A hipertensão grave representa um risco de vida para a mãe. A causa mais comum de morte na eclâmpsia é a hemorragia intracerebral. O risco é elevado se a PAS > 140 mm Hg for objeto de tratamento parentérico de emergência

- Para além disso, existem duas complicações progressivas que colocam a mãe em risco: a eclampsia e o hematoma retroplacentário.

3°) Complicações da pré-eclâmpsia

A pré-eclâmpsia pode desenvolver-se rapidamente, especialmente durante o terceiro trimestre da gravidez, e em 10% dos casos pode levar a complicações graves que podem pôr em risco a vida da mãe e do feto a curto prazo. Estas incluem a eclâmpsia, que pode levar a convulsões ou ao coma, o descolamento da retina, que pode levar à cegueira, e a hemorragia cerebral, que é a principal causa de morte materna. Rutura do fígado, insuficiência renal da mãe, descolamento da placenta que provoca uma hemorragia interna no local onde a placenta se encontrava. Este acidente exige um parto de urgência. É também de salientar que uma grávida com uma tensão arterial de 140/90mmHg e proteinúria tem uma forma ligeira de pré-eclâmpsia. A presença de proteinúria e de uma tensão arterial elevada superior a 140/90 MmHg, associada a perturbações visuais, dores de cabeça, dores, etc., é um sinal de pré-eclâmpsia. **(Leonid e Anna, setembro de 2016).**

VII- Medidas preventivas aplicáveis

Desde cerca de 2010, é possível fazer o rastreio da pré-eclâmpsia através da medição de vários factores bioquímicos e obstétricos. A combinação destas informações permite avaliar o risco de uma mulher grávida desenvolver pré-eclampsia durante a gravidez atual, permitindo ao médico prevenir o desenvolvimento da doença. O rastreio da pré-eclâmpsia é efectuado no primeiro trimestre, com pelo menos 11 semanas de gestação e menos de 14 semanas. Trata-se de uma análise de sangue que pode ser efectuada ao mesmo tempo que o rastreio da trissomia 21 no primeiro trimestre da gravidez. O rastreio consiste na medição da concentração plasmática de dois biomarcadores, as proteínas Fator de Crescimento Placentário (PlGF) e PAPP-A, e na combinação destes ensaios com dados recolhidos por obstetras-ginecologistas ou parteiras: Doppler das artérias uterinas, medição da pressão arterial média da paciente, idade materna, hábitos tabágicos, origem geográfica, IMC, antecedentes de hipertensão e paridade. A combinação de todos estes parâmetros permite estabelecer um risco preditivo, como é feito para a trissomia 21, com uma taxa de deteção de até 96,3%. No entanto, trata-se de um teste de rastreio e não de um diagnóstico. Por conseguinte, é importante ter em conta que existe também uma taxa de falsos negativos, ou seja, de doentes que não serão detectados. Há muito debate sobre o valor deste rastreio, dada a eficácia controversa do tratamento preventivo com aspirina. Estudos recentes demonstraram que a eficácia deste tratamento depende não só da dose absorvida, mas também do momento em que o tratamento é iniciado. É essencial iniciar o tratamento antes das 16ᵉ semanas de gravidez para se conseguir uma redução significativa do risco de **(McDonald.SD, 2010).**

Também é necessário :

-Monitorizar a sua tensão arterial

-Evitar uma dieta rica em sal

- Consumo moderado de álcool

-Deixar de fumar

-Adoção de uma dieta equilibrada

VIII-tratamento

A pré-eclâmpsia é tratada no hospital, com um controlo materno e fetal apertado. Só o nascimento da criança pode travar a secreção da placenta e a evolução da pré-eclâmpsia para complicações neurológicas, hepáticas e renais. No entanto, podem surgir complicações nas primeiras 48 horas após o parto, que requerem um controlo adequado. Antes das 34 semanas de amenorreia, recomenda-se a maturação pulmonar fetal com corticosteróides. Em caso de complicações graves, pode ser indicada a extração fetal de urgência para salvar a vida da mãe. Enquanto se aguarda uma data de parto compatível entre a vida da criança e a da mãe, esta última pode ser medicada com anti-hipertensores sob controlo médico no hospital. O sulfato de magnésio por via intravenosa pode limitar o aparecimento da eclâmpsia. Nas mulheres de risco, a toma de pequenas doses de aspirina pode reduzir o risco de pré-eclâmpsia. Um tratamento simples com doses baixas de aspirina, sob a supervisão direta do seu médico, demonstrou ser eficaz. Para que este tipo de tratamento seja eficaz, deve ser iniciado antes das 16 semanas de gravidez, razão pela qual é tão importante identificar precocemente as gravidezes de risco. O tratamento da crise de eclampsia consiste em :

-Desobstruir as vias respiratórias para evitar a asfixia;

Administrar medicamentos anti-convulsivos ;

-Realizar uma cesariana de urgência assim que as convulsões pararem.

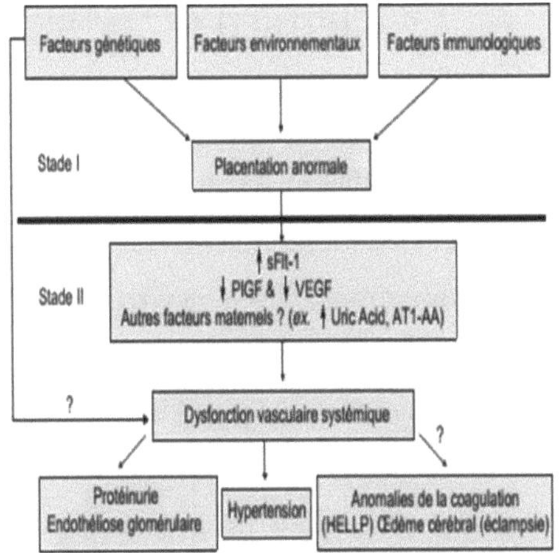

FIG. 2. — Schéma résumant les mécanismes impliqués dans la pathogénie de la pré-éclampsie.

Figura 6: Diagrama que resume o mecanismo envolvido na patogénese d a pré-eclâmpsia **(Walker JJ, 2007).**

CAPÍTULO 2

MATERIAIS E MÉTODOS

I- apresentação do local de recolha de dados

Escolheremos o hospital protestante de Mbouo, que se situa na região oeste, departamento de Koung-khi, distrito de Poumougne, no cimo da estrada nacional Bafoussam-Douala n.º 3. Faz fronteira a norte com o centro integrado de Mbouo e a sul com o centro de saúde de Mbieng. O hospital tem vários departamentos, incluindo o departamento de laboratório, onde o nosso estudo será realizado, e mais especificamente os departamentos de bioquímica e receção.

Apresentação do laboratório

Inaugurada a 13 de março de 2013 pelo Embaixador de França nos Camarões e pelo Ministro das Relações Exteriores dos Camarões, sob o olhar do Presidente Nacional da Igreja Evangélica dos Camarões e do Presidente BIAGNE, promotor desta obra, esta joia arquitetónica conta com dez pessoas de apoio e compreende vários departamentos, nomeadamente: bioquímica, serologia, parasitologia e bacteriologia.

-uma grande sala de espera

-uma sala de receção para o registo dos pacientes, com uma casa de banho para o pessoal anexa

-Três salas de colheita de amostras: duas para colheita de amostras venosas e uma com uma mesa ginecológica e equipamento adequado para este tipo de exame.

-O laboratório dispõe igualmente de vários equipamentos para efetuar os exames indicados pelo médico.

Justificação do local de recolha

Escolhemos este hospital porque faz parte de um dos nossos locais de aplicação, mas também porque tem uma plataforma técnica bastante diversificada com um número muito elevado de pacientes. Tendo em conta a escolha do nosso tema, seria vantajoso para todos efetuar o nosso estudo neste instituto.

II- método de amostragem

O método de amostragem que utilizámos foi um método não probabilístico: todas as mulheres grávidas que se dirigiram ao Hospital Protestante de Mbouo para uma consulta e que aceitaram participar no nosso estudo foram incluídas na nossa amostra.

Técnica de amostragem

A dimensão da amostra foi calculada utilizando uma prevalência estimada de pré-eclâmpsia na África Negra entre 2,8 e 6,1%. Utilizando a fórmula de **LORENTZ,**

N=Z²P (1-P)/d²

N=tamanho da amostra

Z=nível de confiança: para um nível de confiança de 95%, Z=1,96

P=prevalência do problema de saúde na população

d = margem de erro tolerada. Para um Z=95%, d=0,05

Com esta prevalência, o tamanho da nossa amostra será de 87.

Tipo e duração do estudo

O nosso objetivo foi realizar um estudo transversal e analítico em duas fases: uma fase de inquérito e uma segunda fase de recolha de amostras (sangue e urina) adequadas ao nosso estudo. O período de recolha decorreu de julho de 2016 a setembro de 2016.

População de origem: a nossa população de origem era constituída por todas as pessoas que se dirigiam ao Hospital Protestante de Mbouo para consultas.

População alvo: todas as mulheres grávidas que frequentam o Hospital Protestante de Mbouo.

População do estudo: todas as mulheres grávidas que frequentam o Hospital Protestante de Mbouo e que aceitaram participar no nosso estudo.

Critérios de não-inclusão

- Todas as pacientes do sexo feminino que não estejam grávidas
-pacientes do sexo masculino

Critérios de inclusão

-ser uma mulher grávida e paciente
-visitar o nosso local de recolha durante o período de estudo
-Concordar em participar no nosso estudo.

III- Considerações éticas sobre a investigação

Para a realização do nosso estudo, obtivemos a autorização do delegado regional de saúde pública através de uma carta que lhe foi dirigida e assinada pelo diretor do complexo privado de formação de pessoal de saúde de Mbouo, acompanhada de uma cópia do nosso protocolo. Depois disso, dirigimo-nos à direção do Hospital Protestante de Mbouo para pedir autorização ao diretor, que nos permitiu realizar o nosso estudo na sua instituição. Todos os pacientes do nosso estudo receberam um código de identificação confidencial. Este mesmo código foi aplicado à amostra recebida no laboratório. Estes doentes foram informados sobre o objetivo da investigação, o seu interesse e a importância da sua participação no estudo. Perante tudo isto, deram Se fossem favoráveis, preencheram o questionário fornecido para o efeito. efeito. Ao assinarem-no, reconheceram que tinham dado o seu acordo para a sua participação no estudo.

IV- metodologia de trabalho Fase pré-analítica

Esta fase consistiu em acolher e registar o doente, dar-lhe um código de identificação, fornecer-lhe as condições necessárias para a realização do teste, etiquetar os tubos e caixas necessários para a colheita da amostra, explicar-lhe o objetivo do teste e recolher a amostra.

Fase analítica

Neste caso, utilizámos a medição do ácido úrico, a monitorização da tensão arterial e a medição de proteínas na urina destas mulheres como marcadores biológicos, cuja elevação indicava um risco de pré-eclâmpsia. Esta fase consiste na recolha da amostra necessária para o teste (o sangue total é centrifugado a 3000 rpm e o soro obtido é utilizado para medir o ácido úrico com um espetrofotómetro). A urina obtida não é centrifugada, sendo analisada diretamente. A tensão arterial das mulheres é registada nos seus diários imediatamente após a consulta.

Procedimento para a determinação do ácido úrico.

O teste que vamos utilizar aqui é o **INMESCO Gmbh-wiedtalstr.**

fabricado por **Neustadt/wied-Alemanha.**

Colheita e preparação da amostra: soro não hemolisado, plasma colhido em EDTA ou heparina

Interferência: níveis elevados de bilirrubina e/ou ácido ascórbico interferem negativamente com o ensaio. Os resultados podem ser sobrestimados em casos de lipemia elevada ou hemólise da amostra. Em doentes tratados com vitamina C, pode ocorrer interferência devido ao ácido ascórbico. O ácido ascórbico pode ser reduzido deixando a amostra à temperatura ambiente durante 2 horas antes de efetuar o ensaio.

 Princípio do teste: O ácido úrico é oxidado pela uricase em alantoína e peróxido de hidrogénio sob a influência da pod4-amino-fenazona e do sulfonato de 2,4-diclorofenol. Forma-se um precipitado vermelho, que é a quinonemina. A intensidade da coloração é proporcional à concentração de ácido úrico e será lida num comprimento de onda de 520 nm. **Procedimento:** Colocar os reagentes e/ou a amostra à temperatura ambiente.

Medir em tubos de ensaio bem identificados	Branco	Garanhão	dosagem
Reagente de trabalho	1ml	1ml	1ml
Espécime(Rq1)			20µl
Garanhão		20µl	
Água desmineralizado	20µl		
Misturar e deixar repousar durante 5 minutos a 25°c Ler a absorvância a 520 nm (490-530) com o branco do reagente A cor é estável durante 30 minutos			

Cálculo: o resultado será determinado através da seguinte fórmula

Soro e plasma: resultado =A amostra*concentração do padrão/A padrão

C=60 mg/l=6 mg/dl=357µmol/l

Valor normal: 2,3-6,1 mg/l ou 137 a 363µmol/l

Para realizar a combinação 10, a caixa do kit contém tiras com 10 parâmetros, sendo que a parte que nos interessa é a correspondente às proteínas e à glucose. Esta tira será mergulhada na urina e a mudança de cor será observada e comparada com os valores escritos na caixa de reagentes. (Ver ficha técnica em anexo) Utilizámos as tiras de urina **CYBOW** para medir a proteinúria. De acordo com este reagente, a urina normal contém proteínas e o valor normal é <20mg/dl. Acima deste valor, já existe uma indicação de patologia.

Fase pós-análise

Neste caso, foram os resultados que apontaram para um risco para a nossa patologia, que estava a ser estudada. Todos os doentes de risco foram encaminhados para o médico para tratamento. Os que não estavam em risco receberam de nós medidas profilácticas para evitar esta patologia.

Processamento de dados

Os dados recolhidos foram registados num caderno e depois introduzidos no software Microsoft Office 2010 Word e Excel. Análise

A análise estatística foi efectuada com recurso ao software SPSS para avaliar o grau de incidência da doença na população.

-Declaração de variáveis

IMC=índice de massa corporal. Segundo a OMS, é a acumulação anormal ou excessiva de gordura corporal que representa um risco para a saúde e é calculado pela fórmula: $IMC=P/T^2$ (sendo p=peso em quilogramas e t=altura em metros). Segundo a OMS, o valor normal para as mulheres grávidas situa-se entre 18 e 25. **Abaixo** de 18, fala-se de um estado de caquexia; entre 25 e 30, fala-se de excesso de peso e acima de 30, fala-se de obesidade **(OMS, junho de 2012).**

Proteinúria: valor normal <20mg/dl de acordo com o reagente **CYBOW**

Pressão arterial: valor normal em mulheres grávidas :

PAS<140mmhg e PAD< a 90 mmHg (**CLAIRE MOUNIER, medicina vascular e hipertensão; 2009**)

Ácido úrico: de acordo com o reagente **INMESCO** GmbH-wiedtalstr que utilizámos, o valor normal situa-se entre 2,3 e 6,1 mg/dl.

Odd Ratio(OR) =Frequência de expostos/1-frequência de expostos/Frequência de não expostos/1-frequência de não expostos

CAPÍTULO 3

RESULTADOS E INTERPRETAÇÃO

O nosso inquérito permitiu-nos recolher 86 mulheres grávidas e caracterizá-las da seguinte forma:

I- características sócio-demográficas

❖ local de residência

A Figura 17 mostra que o distrito de Mbieng foi o mais representado com uma percentagem de 29%, enquanto o distrito de Baleng foi o menos representado com apenas 3%. Podemos, portanto, dizer que a maioria da nossa população de estudo veio da zona rural, ou seja, 93% dos nossos inquiridos, e apenas 13% veio da zona urbana.

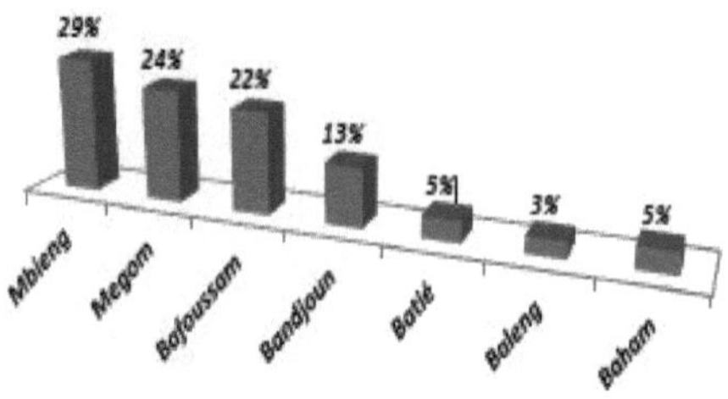

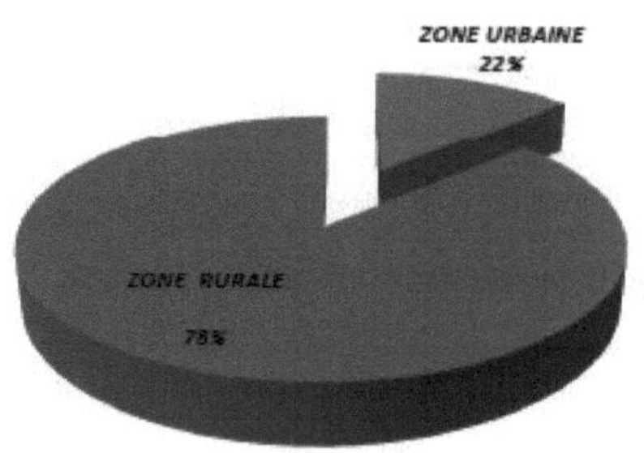

Figura 17: Repartição das mulheres por local de residência

❖ **profissão**

A maioria dos nossos inquiridos durante o período de recolha eram donas de casa, representando 61% da nossa população de estudo. Seguiram-se as professoras (11%) e as estudantes (apenas 2%).

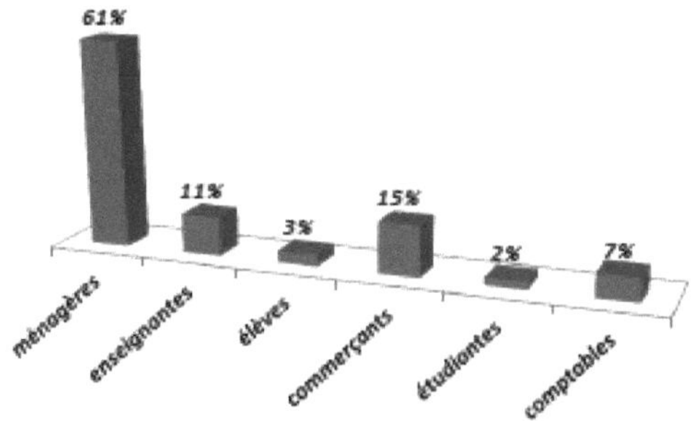

Figura 8: Repartição das mulheres por profissão

❖ **idade**

O grupo etário mais representado foi o dos 22 aos 26 anos. A idade média foi de 28,28 anos (variando entre 17 e 43 anos), com um desvio padrão de 5,485.

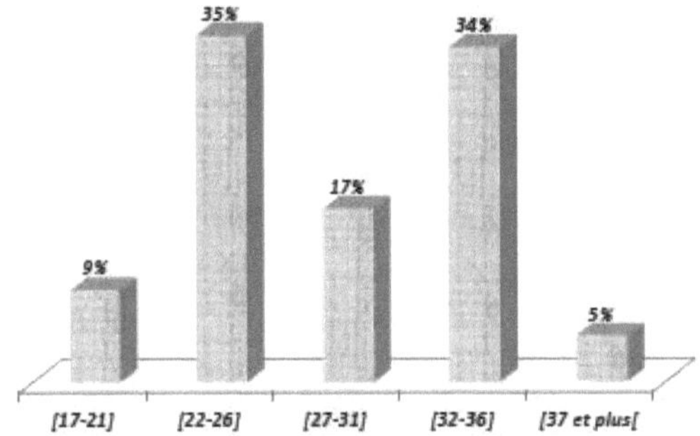

Figura 9: Repartição dos inquiridos por grupo etário

35

❖ **conhecimentos sobre a pré-eclâmpsia :**

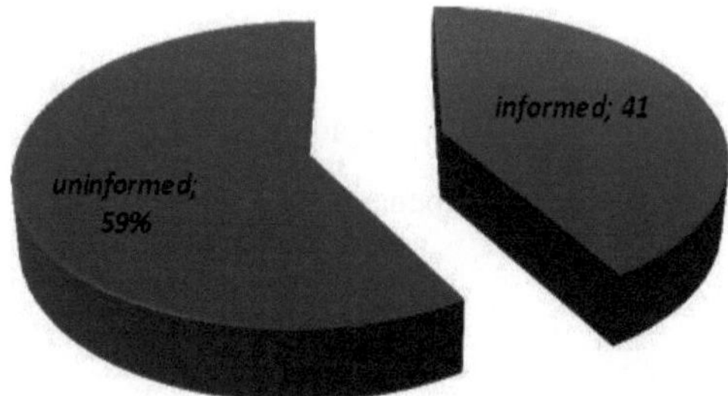

Figura 10: Distribuição das mulheres de acordo com os seus conhecimentos sobre a pré-eclâmpsia

❖ **Estado civil**

A maioria destas mulheres era casada, representando 51% da nossa população de estudo. Seguiram-se as solteiras (36%) e as comprometidas (14%).

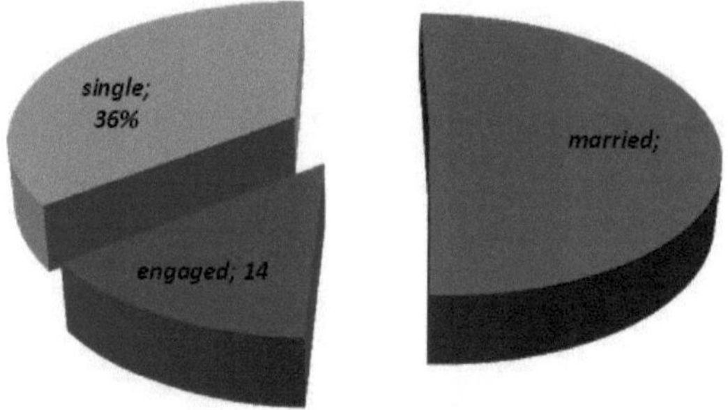

Figura 11: distribuição dos inquiridos de acordo com o seu estado civil

II- antecedentes obstétricos

A Figura 11 mostra a história de hipertensão na gravidez, aborto, morte in utero, cesariana e prematuridade. Podemos observar que a história de hipertensão arterial foi a mais frequente com uma percentagem de 28% da população total; seguida da história de cesariana com 6%. Os antecedentes de morte in utero e de cesariana não foram muito representados com uma frequência de 1% cada.

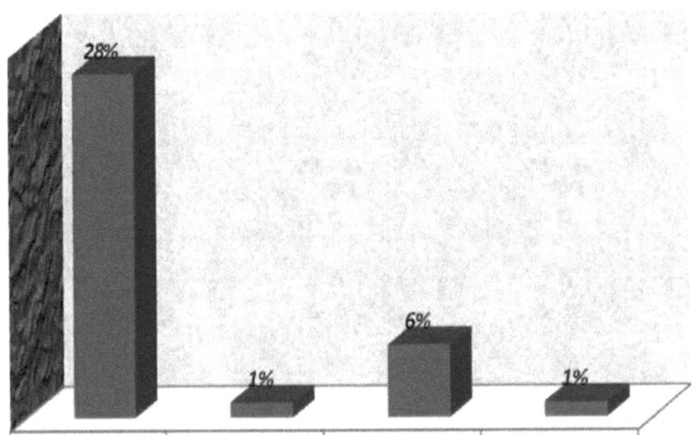

Figura 12: Distribuição das inquiridas de acordo com os antecedentes obstétricos

Factores de risco A

-BMI

Tabela 1: Distribuição dos inquiridos de acordo com o seu IMC

tipo de imc				
força de trabalho	Percentagem	Percentagem válida	Percentagem acumulada	Frequências
normal	43	50	50	50	50%
excesso de peso	30	34,9	34,9	84,9	35%
obeso	13	15,1	15,1	100	15%
Total	86	100	100		100%

O cálculo do índice de massa corporal de cada uma destas grávidas permitiu-nos conhecer o número de mulheres com excesso de peso, obesas e com baixa massa corporal. A tabela mostra que 30 das 86 mulheres tinham excesso de peso, representando 35% da nossa população de estudo. 13 destas mulheres eram obesas, representando 15% da nossa amostra, e 43 tinham peso normal, representando 50% da nossa população de estudo. Quase metade das nossas inquiridas (50%) tinha um IMC normal.

força de trabalho		tipo de imc					
		Normal		excesso de peso		obeso	
		N	%	N	%	N	%
	17-21	4	9%	4	13%	0	0%
	22-26	15	35%	9	30%	6	46%
Fração idade	27-31	8	19%	7	23%	0	0%
	32-36	14	33%	8	27%	7	54%
	37 e mais	2	5%	2	7%	0	0%
total		43	100%	30	100%	13	100%

A tabela mostra que a faixa etária mais afetada pelo excesso de peso se situa entre os 22 e os 26 anos e que a faixa etária mais afetada pela obesidade se situa entre os 32 e os 36 anos. Podemos, portanto, afirmar que a idade não tem uma influência significativa no IMC (Qui-quadrado lido=15,51>Qui-quadrado calculado 8,19 ,ddl=8).

B-Outros factores de risco

A maioria das mulheres grávidas da nossa amostra estava a ter a sua primeira gravidez, representando 22% das mulheres da nossa amostra. Seguiram-se as mulheres com gravidez gemelar, que representaram 12% da nossa amostra. As grávidas com diabetes representaram apenas 07% da população estudada e as grávidas com edema representaram 10% da população estudada.

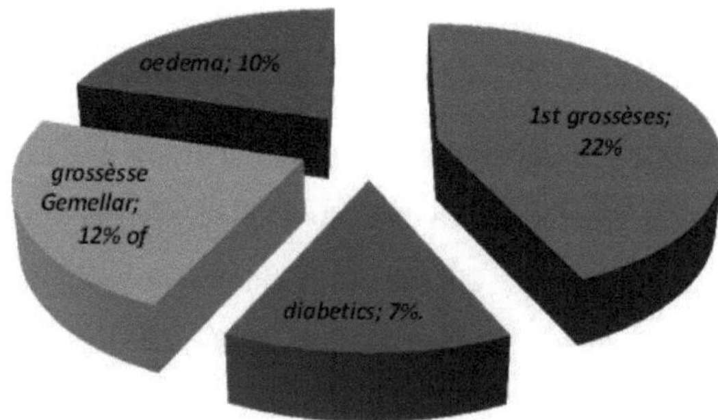

Figura 13: Distribuição das inquiridas de acordo com os factores de risco de pré-eclâmpsia

C-E avaliação do diagnóstico

-pressão arterial elevada

A distribuição da pressão arterial em função da PAS e da PAD permitiu-nos caraterizar o tipo de pressão arterial destas grávidas. A figura ao lado apresenta as características da tensão arterial destas grávidas. Verifica-se que 91% têm uma tensão arterial normal, 5% têm uma hipertensão ligeira e 3% têm uma hipertensão moderada. De referir ainda que 1% destas mulheres apresentava hipotensão.

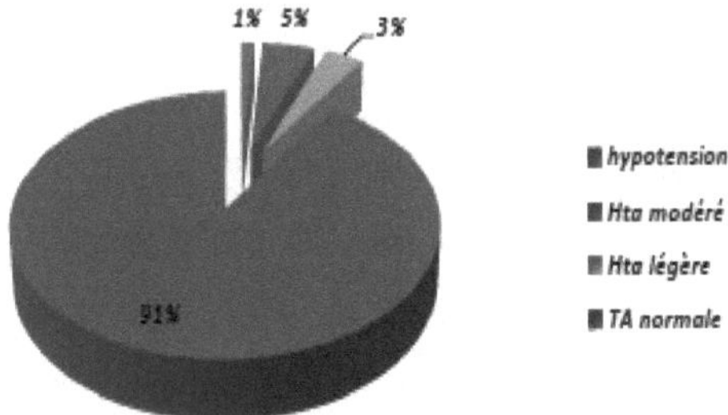

Figura 14: Distribuição de acordo com as características da tensão arterial nestas grávidas

Quadro 3: Repartição por nível de ácido úrico

ácido úrico					
Frequência		Percentagem	Percentagem válida	Percentagem acumulada	Frequência
Elevado	25	29,1	29,1	29,1	29%
Baixa	6	7,0	7,0	36,0	7%
Normal	55	64,0	64,0	100,0	64%
Total	86	100,0	100,0		100%

A medição dos níveis de ácido úrico nestas grávidas permitiu-nos classificar os seus níveis de ácido úrico em várias fases. As grávidas com níveis baixos de ácido úrico representavam 9% da nossa amostra. Seguem-se 31% com níveis elevados de ácido úrico e 59% com níveis normais de ácido úrico.

Quadro 4: Distribuição da proteinúria

Frequência		Percentagem	Percentagem de validade	Percentagem acumulada	Frequência
100	6	7,0	7,0	7,0	7%
30	4	4,7	4,7	11,6	5%
Negati f	73	84,9	84,9	96,5	85%
Traço	3	3,5	3,5	100,0	3%
Total	86	100,0	100,0		100%

A partir desta figura, podemos ver que 12% dos nossos inquiridos tinham proteinúria elevada, seguidos de 3% que tinham proteinúria ligeira. Podemos também dizer que 85% tinham uma proteinúria normal.

Ácido úrico + hta

Destas 86 grávidas, registámos 64% que apresentavam uma combinação de ácido úrico normal + PA normal, ou seja, 55 inquiridas. 7% tinham um nível baixo de ácido úrico e uma PA normal, ou seja, 6 inquiridas. 3 tinham ácido úrico elevado e hipertensão ligeira (3,4%), 4 tinham ácido úrico elevado e hipertensão moderada (4, 65%) e 17 tinham ácido úrico elevado e tensão arterial normal (19%), perfazendo um total de 29% da nossa população de estudo. Podemos ainda afirmar que o ácido úrico tem uma influência significativa na PA (P=0,001<0,05) ddl=6

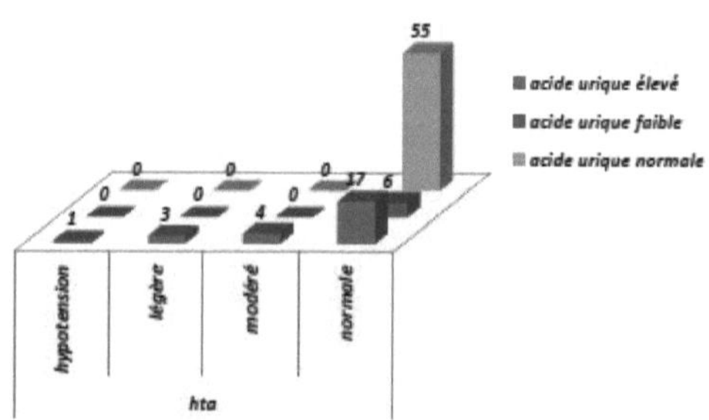

Figura 15: Representação da associação entre ácido úrico e pressão arterial nos nossos inquiridos

-hta e proteinúria

A figura abaixo mostra a associação de proteinúria e pressão arterial nos nossos inquiridos. Podemos dizer que uma mulher de um total de 86 apresentou uma associação de proteinúria normal + hipotensão, o que representa 1,16% dos nossos inquiridos.71 apresentaram uma associação de proteinúria normal e pressão arterial normal, o que representa 82,55% dos nossos inquiridos.3 mulheres de um total de 86 apresentaram proteinúria ligeira e tensão arterial normal, o que representa 3,48% dos nossos inquiridos.proteinúria elevada e tensão arterial ligeira foi observada em 2 dos nossos inquiridos, o que representa 2,32%.4 inquiridos de um total de 86 apresentaram uma associação de proteinúria elevada e tensão arterial normal, o que representa 4,65% dos nossos inquiridos.4 outros apresentaram proteinúria elevada e tensão arterial normal. Normal ou 4,65% da nossa amostra.a proteinúria influencia significativamente a PA com um P=0,001<0,05.ddl=6

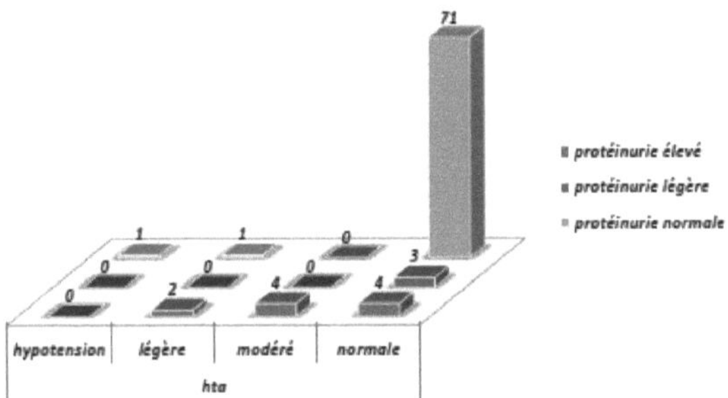

Figura 16: Representação da associação entre proteinúria e pressão arterial nos nossos inquiridos

-Ácido úrico e proteinúria

A figura abaixo mostra que 6 das 86 mulheres tinham níveis baixos de ácido úrico e proteinúria normal, ou seja, 6,97% das nossas inquiridas. 8 das 86 tinham níveis elevados de ácido úrico e proteinúria elevada, ou seja, 9,30%. Houve também 16 inquiridos com níveis elevados de ácido úrico e proteinúria normal, ou seja, 18,6%. 51 dos 86 inquiridos apresentavam níveis normais de ácido úrico e proteinúria normal, ou seja, 59,30% da nossa amostra. O ácido úrico não teve influência significativa na proteinúria (G.beucher, 2010) (P=0,06>0,05 ddl=4).

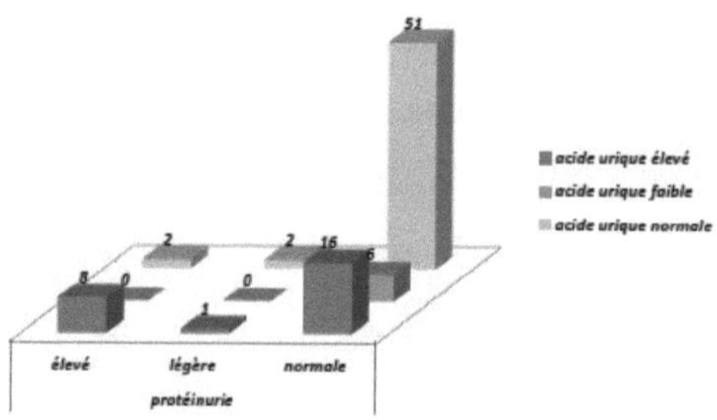

Figura 17: representação da associação entre ácido úrico e proteinúria nos nossos inquiridos

Tabela 5: Tabulação cruzada de ácido úrico*Hta*Proteinúria nos nossos inquiridos

Força de trabalho							
		Hta					
Proteinúria			hipotensão	ligeiro	moderado	normal	Total
Elevado	ácido úrico	elevado		2	4	2	8
		normal		0	0	2	2
	Total			2	4	4	10
Ligeiro	ácido úrico	elevado				1	1
		normal				2	2
	Total					3	3
Normal	ácido úrico	elevado	1	1		14	16
		baixo	0	0		6	6
		normal	0	0		51	51
	Total		1	1		71	73
Total	ácido úrico	elevado	1	3	4	17	25
		baixo	0	0	0	6	6
		normal	0	0	0	55	55
	Total		1	3	4	78	86

A partir desta tabela, podemos ver que seis dos nossos 86 inquiridos tinham uma associação dos nossos três marcadores em estudo (HTA, hiperuricemia, proteinúria), representando 6,97% da nossa população de estudo.

CAPÍTULO 4

DISCUSSÃO

O objetivo do nosso estudo foi contribuir para a prevenção da pré-eclâmpsia em mulheres grávidas.

-Repartição dos inquiridos por profissão e local de residência

A profissão mais representada no nosso estudo foi a de dona de casa, com uma percentagem de 61%, seguida da de comerciante (15%). A maioria destas mulheres vivia em zonas rurais, ou seja, 78% das nossas inquiridas, em comparação com o trabalho de **Mamie Ngunga Nkondi, que em 2005** trabalhou na RDC com mulheres grávidas que eram todas funcionárias públicas em zonas urbanas.

-Distribuição por idade.

A idade dos pacientes variou entre 17 e 40 anos (o que nos dá uma média de 28,5%). A faixa etária mais representada foi entre 22 e 26 anos, o que é aproximadamente igual ao encontrado por (Auger .N, 2015) que trabalhou em génese e encontrou uma idade média de 29,5 (extremo 20 e 39 anos).

-Repartição por estado civil

Durante o nosso estudo, o estado civil mais frequente foi o de casada (51%). 14% eram mulheres comprometidas que ainda não se tinham registado. 36% eram solteiras. Este facto é semelhante ao trabalho **de Daniel Vaiman em 2014,** que trabalhou com todas as grávidas a partir da vigésima semana de amenorreia sem distinção de estado civil.

-Repartição por fator de risco

Um dos objectivos deste estudo foi avaliar os factores que favorecem o aparecimento da pré-eclâmpsia. Os factores de risco mais significativos para o desenvolvimento da pré-eclâmpsia foram a obesidade e o excesso de peso antes da gravidez (OR respetivamente igual a 0,17 e 0,51), valor inferior ao encontrado por **Bodnar L., Ness R, em 2008, em Angola** (OR=2,61 e 2,50). O grupo etário mais afetado por estes factores situou-se entre os [32-36 anos] e os [22-26 anos], o que é aproximadamente igual ao encontrado por **Van Vugt J.M**, em **2007**, na Nova Zelândia [30-35 anos] e [23-27 anos]. Esta obesidade e excesso de peso podem estar relacionados com uma dieta desequilibrada nestas grávidas, com o poder de compra dos nossos inquiridos, com o desconhecimento e com a cultura da disponibilidade. Mais recentemente, **Thadhani et al**, em **2009,** encontraram um risco relativo de desenvolver pré-eclâmpsia de dois quando o IMC pré-gestacional era superior a 25 e um risco relativo de 2,6 quando era superior a 30. Foram avançadas várias hipóteses para explicar este facto: alguns postulam que a hipertensão ocorre durante a gravidez na paciente obesa devido a um aumento do débito cardíaco, enquanto outros (e esta é a hipótese mais aceite) acreditam que a hiperlipidemia favorece a produção de peróxidos, levando a uma alteração do endotélio e à vasoconstrição. **Dugoff L., Hobbins J 2008. L TOUZART,** no seu estudo de 2008, encontrou um risco de desenvolver pré-eclâmpsia em mulheres com pelo menos uma história pessoal de pré-eclâmpsia (OR=8,12). A primeira gravidez foi observada entre os 22 e os 26 anos, o que é inferior ao trabalho de **Levine R.J. em 2008 em Cabo Verde,** que observou uma primeira gravidez entre os 27 e os 30 anos. Isto pode dever-se ao facto de a educação não ser ou ser negligente. Houve dois casos de diabetes em que a idade se situava entre os 22 e os 26 anos, o que não foi muito significativo porque os seus níveis de glicemia não foram verificados posteriormente devido ao nosso curto período de recolha. Na nossa amostra, também encontrámos uma ligação entre a pré-eclâmpsia e a existência de pelo menos uma história familiar de hipertensão arterial crónica e cesariana numa parente do sexo feminino, com um OR de 0,31 que é inferior ao encontrado por **Ness R.B., Markovic N** em 2008 (OR=2,63). Este elemento tem sido muito menos descrito na literatura, embora algumas publicações corroborem este achado. Por exemplo, um estudo recente de **Ness R.B., Markovic N em** 2008 relatou uma forte associação entre o risco de doença cardiovascular nos familiares de primeiro grau de uma mulher e o seu próprio risco de pré-eclâmpsia. De acordo com esta análise, ter dois ou mais familiares com factores de risco de doenças cardiovasculares (hipertensão, diabetes, AVC) versus não ter familiares aumenta a probabilidade de desenvolver pré-eclâmpsia (OR: 1,9). A associação de hiperuricemia + hipertensão arterial + proteinúria observada em 6,97% da nossa amostra representou um OR de 0,05, que é aproximadamente igual ao encontrado pelo **PEIRIS H** em 2007 (OR=0,059). O intervalo em que esta associação dos três factores foi elevada situou-se entre [24-40], superior ao encontrado por **NGUNGA NKONDI** em 2005 na RDC, onde a associação dos três marcadores foi observada na faixa etária inferior a 20 anos. Este facto pode dever-se ao tipo de alimentação consumida pelas grávidas, que durante a gestação gostam de alimentos ricos em proteínas, como a carne de porco (vísceras de animais), resultando em hiperuricemia, que pode posteriormente levar à hipertensão arterial. Com o intuito de melhorar a preditividade destes factores clínicos, investigadores como **Lambert-Messerlian G., Silver H., Petraglia F., Luisi S., Pezzani I. e Canick J**. realizaram um estudo prospetivo de 2000 a 2010, em **Boston, EUA,** sobre marcadores biológicos no primeiro trimestre de gravidez, com o objetivo de determinar se a sua associação aumentaria a predição desta patologia. Estes marcadores são a βhCG, a inibina A, a proteína plasmática A associada à gravidez (PAPP-A), a proteína C-reactiva (PCR) e o fator de crescimento placentário.e marcadores como o PIGF: Placental Growth Fator sFlt-1: fms-like tyrosine kinase 1 - (fração solúvel do recetor de membrana do VEGF (VEGFR), PAPP-A: Pregnancy Associated Plasma Protein A - (proteína plasmática placentária de tipo A) foram comprovados pelo Dr. **François TOSETTI, em 18 de março de 2014,** como verdadeiros marcadores d e PE no 1er trimestre d e gravidez.

CONCLUSÃO

47

Este estudo avaliou o diagnóstico biológico e os factores de risco da pré-eclampsia, que é causada pela placenta. Uma vez expulsa a placenta, o estado da mãe resolve-se rapidamente, embora continue a ser vigiada durante algum tempo para garantir que a hipertensão desapareceu. No caso de uma nova gravidez, as probabilidades de recorrência são mínimas, ou mesmo inexistentes. No entanto, se uma mulher tiver sofrido de pré-eclâmpsia durante uma gravidez anterior, as gravidezes seguintes continuarão a ser vigiadas de perto, para evitar correr mais riscos.

RECOMENDAÇÃO

A fim de reduzir a morbilidade e a mortalidade materna e fetal ligadas a esta patologia, recomendamos o seguinte

-No Hospital Protestante de Mbouo:

Promover a gestão multidisciplinar (obstetras, pediatras, especialistas em cuidados intensivos) de casos graves de pré-eclâmpsia

Elaborar um protocolo de gestão dos casos de hipertensão gestacional e afixá-lo ou disponibilizá-lo na maternidade, a fim de uniformizar as acções a tomar em função do quadro clínico.

Disponibilizar e promover a utilização de sulfato de magnésio em casos de eclâmpsia ou pré-eclâmpsia grave com sinais de ameaça de eclâmpsia.

-Dotar a maternidade de pessoal suficiente, competente e motivado.

-Ministério da Saúde Pública :

Dar formação a todos os responsáveis pelas consultas pré-natais para melhorar a sua qualidade, de modo a que possam detetar as futuras mães em risco, a fim de detetar os casos numa fase precoce. para as encaminhar o mais rapidamente possível para uma unidade de saúde capaz de as tratar adequadamente.

-fornecer aos hospitais kits para medir a PAPP-A, o VEGFR, o PIGF e o SFLT-1, a fim de diagnosticar esta patologia mais precocemente (no primeiro trimestre da gravidez) para um tratamento adequado.

REFERÊNCIA

1. Abalos E, C. C. (2009). Resultados a curto prazo de pacientes com pré-eclâmpsia. londres: ANN epidemiol.

2. Agnès Ditisheim, A. P.-B. (2014, abril). Recuperado em 12 de setembro de 2016, de www.hug-ge.ch/endocrinologie-diabetologie-hypertension-: http://contrepoids.

3. Auger .N, F. W. (2015). Associação entre pré-eclâmpsia e defeitos cardíacos congénitos. PARIS: JAMA.

4. Bainbridge S, S. (2013). Estimativas globais e regionais de pré-eclâmpsia e eclâmpsia. Eur J obset , 1-7.

5. BENIRSCHKE K, K. P. (2008). Nonvillous parts and trophoblast. Nova Iorque, EUA: SpringerVerlag.

6. Bodnar.l, N. (2008) . O risco de pré-eclampsia aumenta com o aumento do índice de massa corporal antes da gravidez. londres, inglaterra: Ann epidemiol.

7. Daniel Vaiman, d. d. (2014). pré-eclâmpsia. (INSERM, Ed.) PARIS, COCHIN, FRANÇA.

8. ducarne, G. e. (2009). Revisitando the epidemiological standard of preeclampsia. london: adventure works press.

9. G.beucher, T. (2010). Formalised expert recommendations. copenhaga: ann Fr annesth.

10. J.Clin, M. C. (2005). Hiperuricemia e xantina oxidase na pré-eclâmpsia (D. Junca) Dinamarca: Ann gynecol.

11. Kaiman, D. (2014). Pré-eclampsia. paris, frança: Adventure work press.

12. Kajantie E, E. J. (2009). "A pré-eclâmpsia está associada a um risco

acrescido de acidente vascular cerebral na descendência adulta. o estudo de coorte de nascimentos de Helsínquia.

13. Lambert-Messerlian G., S. H. (2000 a 2010). Second-trimester levels of maternal serum hCG and inhibin A as predictors of preeclampsia in the third trimester of pregnancy. Boston, EUA: Soc gynécol invest.

14. Levine R.J., T. R. (2008). Fator de crescimento placentário urinário e risco de pré-eclâmpsia. JAMA.

15. MAYNARD SE, M. J. (2006). Excess placental soluble fms-like tyrosine kinase 1 (sFlt1) may contribute to endothelial dysfunction, hypertension, and proteinuria in preeclampsi. J CLIN INVEST.

16. McDonald.SD, H. E. (2010). Circulating angiogenic factors and the risk of preeclampsia (Factores angiogénicos circulantes e o risco de pré-eclâmpsia). N Engl J Med.

17. MOUNIER, C. (2009). medicina vascular e hipertensão. PARIS.
18. Ness R.B, M. N. (2008). amily history of hypertension, heart disease, and stroke among women who develop hypertension in pregnancy (Vol. III). obstet gynécol.

19. NKONDI, M. N. (2005). Prognóstico materno e fetal durante a pré-eclâmpsia grave. Recuperado em julho de 2016, de www.mémoireonlone.com.

20. Schaffer N, D. J. (2008). Depuração do ácido úrico na gravidez normal e na pré-eclâmpsia. genebra: soc Gynecl invest.

21. Thadani R, S,.(2009). Risk of hypertensive disorders of pregnancy. london: obset gynecol.
22. TOSSETTI, F. (2014). PARIS: CPDN.
23. Van vugt, J. (2007). níveis elevados de PCR durante o primeiro trimestre de gravidez são indicativos de pré-eclampsia e restrição de crescimento

intrauterino. polónia: J-reprod Immunol.

24. www.medhyg.ch/formation/article.php3?sid=33881. (s.d.).

25. www.socnephrologie.org/PDF/epart/industries/gambro-pdf.(2011, JANEIRO). Obtido em ABRIL de 2016, de www.socnephrologie.org: http://www.socnephrologie.org

APÊNDICE

CALENDÁRIOS E ORÇAMENTO ON

Linha do tempo :

MESES	ELABORAÇÃO DO PROTÓTIPO	RECOLHA DE DADOS	PROCESSAMENTO DE DADOS	REDACÇÃO DA MEMÓRIA	SOUTENANCE
ABRIL DE 2016	☐				
AGOSTO DE 2016		☐			
OUTUBRO 2016			☐		
JANEIRO DE 2016				☐	
MAIO 2016					☐

Orçamento estimado para os trabalhos

Reagente de ácido úrico	20000fcfa
1l de álcool	1000fcfa
Algodão seco	500fcfa
100 tubos secos	5000fcfa
Combi 2	10000fcfa
Pontas amarelas e azuis	9000fcfa
Uma resma de	2500fcfa
Imprevistos	10000fcfa
1 embalagem de bando	2500fcfa
1 embalagem de seringas	4500fcfa
Vasos de urina(100)	10000fcfa
Total	75000fcfa

Formulário de consentimento

Eu, abaixo assinado (Código)

Certifico que compreendi a importância deste estudo e que tive a oportunidade de colocar todas as questões que me fossem colocadas.

Compreendo os objectivos, os riscos e os potenciais benefícios da participação neste estudo.

Aceito que o produto biológico (sangue) que me foi retirado possa ser utilizado no estudo.

Aceito que os dados anónimos registados durante este inquérito possam ser processados eletronicamente.

Tomei conhecimento de que posso aceder a estes dados a qualquer momento, contactando o laboratório onde o estudo está a ser realizado.

Concordo livremente em participar neste estudo

Aceito que qualquer médico ou cientista envolvido na realização desta investigação, bem como representantes das autoridades sanitárias, possam ter acesso às informações de forma estritamente confidencial.

Feito em le

O investigador:Assinatura do participante

KAMGA BRICE CABREL

Formulário de inquérito

Anonimato.........................

Apelido ....

Nome próprio.................................

Idade....................................

Número de semanas de amenorreia.

1-já ouviu falar de pré-eclâmpsia?sim n

2-Tem alguma malformação congénita? Sim Não

3-Durante a gravidez, teve alguma dor de cabeça invulgar ou persistente? sim
Não

4tem os pés, as mãos ou os tornozelos inchados (edema)? não

5-Tem algum problema visual, como visão turva, moscas voadoras ou flashes de
luz? SimNão

6-Está a sentir-se mal de um modo geral? Sim Não

7 tem dores na parte superior do abdómen ou por baixo da costela do lado
direito? Sim

8-Está grávida pela primeira vez? sim não

Caso contrário, está na data................

9-alguém na sua família já teve um filho malformado ou nado-morto? sim não

10-um membro da sua família já faleceu após o parto?sim não

11-já teve uma interrupção voluntária ou involuntária da gravidez? Sim Não

Resultados :

Valor normal da PA

Proteinúria: positiva negativa

Ácido úrico Valor normal

Assinatura

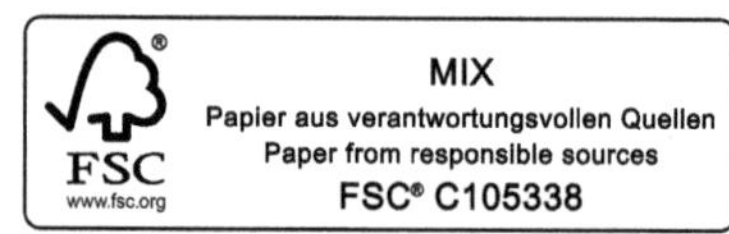

Printed by Books on Demand GmbH, Norderstedt / Germany